INSTRUCTIONS SANITAIRES

SUR LES MOYENS PRÉSERVATIFS

DU

CHOLÉRA-MORBUS

RÉDIGÉES PAR

LES MEMBRES DU CONSEIL DE SALUBRITÉ,

LE COMITÉ CONSULTATIF D'HYGIÈNE PUBLIQUE,

L'ACADÉMIE NATIONALE DE MÉDECINE;

PRÉCÉDÉES

D'UNE NOTICE SUR L'ASSAINISSEMENT DE PARIS.

Prix : 50 centimes.

A PARIS,

CHEZ J.-B. BAILLIÈRE,

LIBRAIRE DE L'ACADÉMIE NATIONALE DE MÉDECINE,

17, rue de l'École-de-Médecine.

A LONDRES, CHEZ H. BAILLIÈRE, 219, REGENT-STREET.

A MADRID, CHEZ CH. BAILLY-BAILLIÈRE, CALLE DEL PRINCIPE, 11.

1849.

INSTRUCTIONS SANITAIRES

SUR LES MOYENS PRÉSERVATIFS

DU

CHOLÉRA-MORBUS

RÉDIGÉES PAR

LES MEMBRES DU CONSEIL DE SALUBRITÉ,

LE COMITÉ CONSULTATIF D'HYGIÈNE PUBLIQUE,

L'ACADÉMIE NATIONALE DE MÉDECINE;

PRÉCÉDÉES

D'UNE NOTICE SUR L'ASSAINISSEMENT DE PARIS.

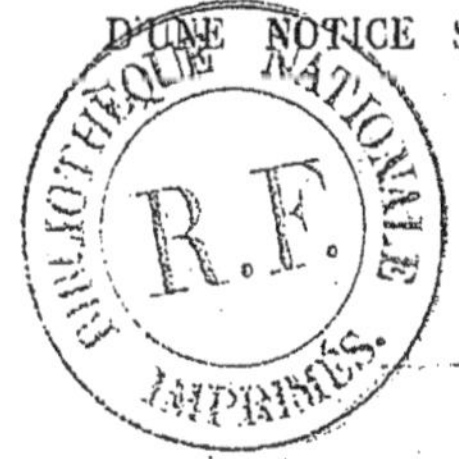

A PARIS,

CHEZ J.-B. BAILLIÈRE,

LIBRAIRE DE L'ACADÉMIE NATIONALE DE MÉDECINE,

17, rue de l'École-de-Médecine.

A LONDRES, CHEZ H. BAILLIÈRE, 219, REGENT-STREET.

A MADRID, CHEZ CH. BAILLY-BAILLIÈRE, CALLE DEL PRINCIPE, 11.

1849.

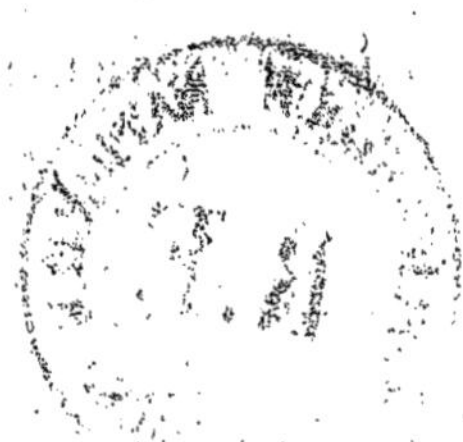

PARIS. — IMPRIMERIE DE L. MARTINET, RUE MIGNON, 2.

NOTE

SUR

L'ASSAINISSEMENT DE PARIS.

Depuis la réapparition du choléra en Europe, depuis son invasion en Angleterre et dans quelques villes du nord de la France, l'administration et les corps médicaux se sont vivement préoccupés des mesures à prendre pour combattre l'épidémie, et des instructions qu'il conviendrait de répandre parmi le public, pour lui tracer la conduite à tenir au point de vue hygiénique et médical.

Déjà, en 1832, de pareilles instructions furent rédigées par la commission centrale de salubrité et par l'Académie de médecine (1); elles produisirent les meilleurs résultats.

Il en sera de même de celles qui ont été récemment publiées par le comité consultatif d'hygiène publique et par l'Académie de médecine.

Les INSTRUCTIONS DU COMITÉ CONSULTATIF D'HYGIÈNE PUBLIQUE, rédigées sur la demande de M. le ministre du commerce et de l'agriculture, traitent de l'organisation des secours médicaux, des mesures d'assainissement réclamées par la salubrité publique, notamment en ce qui concerne les habitations, les salles d'asile, les écoles publiques et tous les lieux de réunion; enfin, de l'hygiène privée, et donnent à ce sujet les conseils les plus salutaires. Elles ne renferment du reste, sur toutes ces questions, que des principes généraux, laissant aux préfets et aux autorités locales le soin de

____

(1) Rapport et Instruction pratique de l'Académie de médecine sur le choléra-morbus. Paris, 1831 et 1832. Deux parties in-8.

publier des instructions partielles suivant les besoins de chaque localité.

L'INSTRUCTION DE L'ACADÉMIE NATIONALE DE MÉDECINE est rédigée à un point du vue entièrement médical et laisse nécessairement de côté toutes les questions administratives traitées dans l'instruction ministérielle.

Nous avons pensé qu'il ne serait pas sans intérêt de réunir ces travaux dans une seule publication.

Les cas de choléra qui se sont manifestés à Paris depuis le commencement du mois de mars, et qui n'ont pas tardé à donner à la maladie tous les caractères d'une invasion épidémique, doivent appeler sur ces instructions toute l'attention du public qui ne saurait trop en observer les sages prescriptions.

Mais, hâtons-nous de le dire, l'épidémie actuelle ne ressemble en rien, surtout quant à son intensité, à l'épidémie de 1832. Les renseignements recueillis tant à l'étranger qu'en France le prouvent de la manière la plus incontestable; cela est surtout remarquable à Paris, où elle passe en quelque sorte inaperçue au milieu de la population qui s'en préoccupe à peine; et, si ce n'était le mouvement des hôpitaux où l'on observe le plus grand nombre de cas, on douterait encore que le choléra existât à Paris. Cependant, quelle différence dans le chiffre de la population comparé à celui de 1832 : on comptait alors à Paris, d'après le recensement de 1831, 785,862 habitants ; aujourd'hui, d'après le recensement de 1846, ce chiffre s'élève à 1,053,897, ce qui donne une augmentation d'environ 300,000 habitants.

Cet état de choses si rassurant est-il dû à l'affaiblissement de la maladie? doit-on l'attribuer aux habitudes hygiéniques plus salutaires des populations? doit-on, enfin, en rechercher les causes dans les travaux d'assainissement exécutés depuis 1832, et dans les nombreuses et importantes mesures que l'administration n'a cessé de prendre dans un intérêt d'hygiène et de salubrité?

Sans contredit, ce sont toutes ces causes réunies qui ont dû arrêter le développement de l'épidémie ; ce sont surtout les travaux d'assainissement exécutés à Paris, où, depuis 1832, ils ont dépassé en nombre et en importance tout ce qui s'était fait antérieurement à cette époque.

Du reste, et l'histoire le prouve d'une manière irrécusable ; qui ne sait que les pestes qui ravageaient autrefois la France, sont devenues plus rares et moins meurtrières à mesure que l'on a connu les véritables règles d'hygiène et de salubrité, et qu'on a fait disparaître ces vastes foyers d'infection où elles trouvaient un aliment continuel. C'est aussi, on peut le dire, ce qui est arrivé pour le choléra. En 1832, l'état sanitaire de Paris quoiqu'il eût reçu déjà de notables améliorations, était loin d'être aussi satisfaisant qu'à l'époque actuelle. La plupart des localités qui furent alors le siége de l'épidémie ont disparu et ont fait place à des quartiers nouveaux. L'administration a fait preuve en cela d'une louable persévérance, d'une vive sollicitude pour la santé publique.

Le nombre de rues qu'elle a fait élargir, ou de rues nouvelles qu'elle a fait percer est considérable. Que l'on parcoure, en effet, les environs de l'Hôtel-de-Ville, où se trouvait cette rue de la Mortellerie, qui, on se le rappelle, fut décimée par le choléra, les environs des halles, des quais, les abords du Panthéon, des gares de chemins de fer, la Cité, le quartier Saint-Victor, et tous les grands centres de population, on demeurera émerveillé devant les travaux immenses qui ont changé la face de ces localités, qui ont répandu l'air, la lumière, la vie enfin, là où étaient, depuis des siècles, des rues étroites, fangeuses, sans ventilation, sans soleil, bordées de maisons qui renfermaient tous les genres d'infection, et où se trouvait entassée une population maladive et disposée à l'avance à subir toutes les influences épidémiques.

Mais, indépendamment de ces grandes entreprises, on peut dire qu'il n'y a peut-être pas une seule partie de la voie publique, où l'administration n'ait apporté, et n'apporte journellement, d'importantes améliorations ; elle consacre plusieurs millions par an à cette partie du service ; ainsi dans la seule année 1847, on a posé 10,000 mètres de conduites nouvelles pour les eaux et 40 bornes-fontaines ; on a fait 4,000 mètres d'égouts, 13,000 mètres de trottoirs, et converti en chaussées bombées une longueur de 10,000 mètres de rues ; tous ces travaux, y compris ceux d'entretien, ont coûté 5 millions. On sait que l'une des mesures qui ont le plus puissamment contribué à l'assainissement du sol est la conversion des chaussées fendues en chaussées bombées et l'établissement des ruisseaux sous les trottoirs ; l'eau, par ce moyen, ne séjourne plus dans le milieu des rues, où elle entretenait une humidité constante.

Quant aux égouts, à aucune époque on n'a poussé aussi loin leur construction ; nous n'avons pas besoin de faire ressortir les améliorations qui en résultent pour la salubrité. Considérés comme un des meilleurs moyens d'assainissement, les égouts ont été en usage chez les peuples les plus reculés qui creusaient avec plus ou moins d'art et de succès les conduits souterrains destinés à l'écoulement de toutes les matières dont il était important de débarrasser les rues et l'intérieur des habitations. On sait, du reste, avec quelle magnificence les Romains traitaient ce genre de construction; telle était l'utilité de ces vastes systèmes de nettoiement qu'aux époques où Rome fut prise et saccagée par les Barbares, les ruptures et la suppression des aqueducs devint, au dire des historiens contemporains, une cause de mortalité plus grande encore que l'invasion elle-même.

Les sacrifices que fait annuellement la ville, et qu'elle a faits, surtout depuis 1832, pour la construction de nouveaux égouts et pour l'entretien des égouts existants sont énormes ; leur longueur totale, dans Paris, dépasse aujourd'hui 125,000 mètres; on a toujours soin d'ailleurs de disposer la pente des rues où il n'y a pas d'égout de manière que les eaux s'écoulent facilement dans les rues voisines.

De plus, et afin de débarrasser autant qu'il est possible la voie publique des eaux sales et des eaux industrielles, on exige, toutes les fois que les circonstances le permettent, que ces eaux s'écoulent directement dans les égouts par des conduits placés sous le sol de la voie publique. Ces mesures, qui sont prescrites depuis plusieurs années, ont déjà produit d'excellents résultats, et pour la salubrité et pour la circulation. L'égout latéral à la Seine que la ville fait construire en ce moment complétera de la manière la plus heureuse son système général d'égouts.

C'est donc en faisant marcher de front toutes les parties du service municipal que l'administration, et nous comprenons dans cette expression les deux préfectures de la Seine et de police, a apporté à l'assainissement de Paris les améliorations les plus heureuses. Ainsi, en même temps qu'elle construit des égouts, qu'elle fonde, en quelque sorte, des cités nouvelles dans la grande cité, elle refait le pavage des rues, elle dirige par d'innombrables conduits les eaux nécessaires au nettoiement du sol et aux usages des habitants, elle élève à grands frais les eaux souterraines de Grenelle pour les distribuer, comme par enchantement, dans une partie de la ville, où, jusqu'alors, la distribution des eaux était à peu près nulle; elle améliore la navigation, entretient les plantations ou en fait de nouvelles sur les quais, les boulevarts, les promenades publiques (1), etc.; elle construit de nouveaux établissements, tels que l'hôpital du clos Saint-Lazare; elle apporte à l'Hôtel-Dieu, à la Pitié, à Saint-Antoine, à la Charité, à Beaujon, etc., des améliorations importantes; elle s'occupe avec non moins de sollicitude des travaux que nécessitent, au point de vue de l'hygiène et de la salubrité, les marchés, les casernes, les écoles, les établissements d'utilité publique; secondée par le concours si dévoué du Conseil de salubrité, elle exerce sur les comestibles, sur les boissons, et sur tout ce qui concerne l'alimentation des habitants, une surveillance active.

Les règlements publiés depuis 1832, sur ces différentes matières, ne laissent rien à désirer; si on y ajoute les ordonnances de police sur le nettoiement, les fosses d'aisance, le service des vidanges, l'arrosement, les marchés, les éta-

(1) Les promenades, les boulevarts, les jardins publics, etc., offrent une superficie d'environ trois millions d'ares; plus ce chiffre augmentera, plus les conditions générales de salubrité seront satisfaisantes.

blissements insalubres (1), règlements que l'administration a toujours eu soin de faire concorder avec les grands travaux dont nous avons parlé et dont ils forment, en quelque sorte, le complément, on aura un code complet de police sanitaire, renfermant les dispositions les plus sages et les mieux entendues.

D'un autre côté, l'administration a organisé son personnel de manière qu'il pût satisfaire à toutes les nécessités des services qui lui sont confiés ; c'est ainsi qu'elle a donné une grande extension au service des vidanges, qu'elle a constitué sur des bases plus larges le service des égouts, du balayage et de l'arrosement des rues, et qu'elle a pu exercer ainsi une surveillance plus sévère sur tout ce qui tend à compromettre, par le fait des habitants, la salubrité de la ville.

On peut le dire hautement, l'administration, au milieu des difficultés qui entourent ses travaux, des résistances incessantes qu'elle éprouve pour l'exécution des mesures qu'elle prescrit dans l'intérêt général, a suivi constamment, depuis 1832, l'impulsion donnée à tous les travaux et améliorations que réclamaient la santé publique et la salubrité.

Dans cet ordre d'idées, une des mesures qui a été l'objet de sa plus constante préocupation est l'ordonnance de police sur la salubrité des habitations.

Depuis 1832, le Conseil de salubrité avait étudié avec la plus active sollicitude tout ce qui se rattachait à cette intéressante question. C'était surtout vers l'amélioration des habitations occupées par la classe ouvrière qu'il avait dirigé ses travaux.

Il avait pu juger de l'encombrement et de l'état déplo-

(1) Depuis longtemps les établissements insalubres de première classe ne sont plus autorisés dans Paris, ni même dans un rayon trop rapproché du mur d'enceinte. Tous les efforts de l'administration tendent même à supprimer ceux qui existent ; c'est ainsi qu'elle a fait disparaître les clos infects d'écarrissage de Montfaucon, et qu'elle a transporté cette industrie dans un abattoir municipal, soumis à une inspection évère ; cette mesure recevra son complément par la suppression définitive de la voirie de Montfaucon et des ateliers qui l'entourent. Voyez *Annales d'hygiène publique*, Paris, 1848, pag. 305 et 341.

rable des logements existant dans certains quartiers de Paris : Ici, c'était un garni où les chambres n'avaient d'autre ouverture qu'une porte donnant sur l'escalier; chambres tellement étroites que, d'après le cube de l'une d'elles, occupée par dix personnes couchées deux par deux, chaque individu n'avait pas quatre mètres cubes d'air; là, des chambrées où les lits étaient superposés, et où l'on circulait à peine au milieu d'immondices et de peaux de lapins encore humides; ailleurs, c'étaient des cabinets ne recevant l'air que par une petite porte donnant sur un couloir, et dans lesquels les chiffonniers qui les habitaient déposaient le contenu de leurs hottes; plus loin, enfin, des cabinets en contre-bas du sol, presque entièrement remplis par des amas d'os, par des débris de toute nature, par des matières animales en putréfaction; ajoutez à ce tableau des guenilles humides pendant au plancher jusqu'au niveau des lits, et empêchant le renouvellement de l'air, les allées, les escaliers couverts d'immondices de toutes sortes, et vous n'aurez encore qu'une idée fort imparfaite de ces réduits infects et pestilentiels. Heureusement que la brièveté du séjour dans de pareilles demeures s'unit à l'influence incontestable de l'habitude et au passage fréquent à l'air libre, pour permettre à la santé de se maintenir au milieu de conditions aussi défavorables.

Nous pourrions multiplier ces exemples d'habitations, réunissant, on peut le dire, tous les genres d'infection et d'insalubrité; elles constituent heureusement, il faut le reconnaître, une exception qui tend chaque jour à disparaître; mais il en est d'autres et nous voulons parler de celles qui sont occupées par la classe ouvrière proprement dite, qui, tout en étant dans de meilleures conditions, offrent cependant des causes graves d'insalubrité, par l'encombrement, par le défaut de ventilation et par la mauvaise tenue; également, les maisons habitées par la classe aisée, et même par la classe riche, ne présentent pas toujours de bonnes conditions d'hygiène et de salubrité.

C'est donc à toutes les classes de la société que s'adresse

l'ORDONNANCE SUR LA SALUBRITÉ DES HABITATIONS. Ce règlement important, le premier de cette nature qui ait encore été rendu, doit nécessairement, en popularisant les règles d'hygiène les plus usuelles pour les habitations, quelle que soit, nous le répétons, la classe qui les occupe, introduire de bonnes et salutaires habitudes qui seront favorables à l'hygiène privée, en même temps qu'elles exerceront une influence incontestable sur la salubrité publique. Ce n'est donc pas seulement en temps d'épidémie, mais en tout temps, que cette ordonnance doit être observée. Espérons en outre que l'administration municipale, persévérant dans la voie où elle est entrée, comprendra dans les travaux dont elle poursuit l'exécution, la démolition des maisons insalubres qu'il n'est pas possible d'assainir, et qui seraient remplacées par des constructions mieux entendues au point de vue de l'hygiène publique et privée.

En attendant, des sociétés particulières, animées d'une louable philanthropie, s'occupent en ce moment de la construction de maisons qui seraient uniquement destinées à la classe ouvrière, et dans lesquelles le bas prix de location ne nuirait en rien aux conditions de salubrité.

La réalisation de ces projets, jointe aux travaux exécutés par la ville, aura, entre autres résultats, l'augmentation du bien-être des classes ouvrières et la destruction d'un état de choses, qui, en ce qui concerne certaines localités, est contraire à nos mœurs, à notre civilisation, et rappelle ce que les temps anciens nous ont offert de plus repoussant et de plus abject.

ORDONNANCE

CONCERNANT

LA SALUBRITÉ DES HABITATIONS.

Nous, Préfet de Police,

Considérant que la salubrité des habitations est une des conditions les plus essentielles de la santé publique;

Considérant que les importants travaux exécutés par les soins de l'autorité municipale pour l'assainissement du sol de Paris, doivent trouver leur complément dans les mesures de salubrité applicables dans les habitations mêmes;

Qu'il ne suffirait pas, en effet, d'avoir établi à grands frais un vaste système d'égouts et de distribution d'eau pour le lavage des rues; d'avoir, par de nombreux percements, facilité la circulation de l'air dans les divers quartiers de la ville, si des mesures analogues et non moins importantes pour la santé publique n'étaient étendues à chaque habitation, et plus spécialement à celles où la population ouvrière est logée en garni.

En vertu des lois des 14 décembre 1789 (art. 50), 16-24 août 1790, et de l'arrêté du gouvernement du 12 messidor an VIII;

Vu l'article 471, § 15 du Code pénal;

Sur l'avis du Conseil de salubrité;

Ordonnons ce qui suit :

I. Les maisons doivent être tenues, tant à l'intérieur qu'à l'extérieur, dans un état constant de propreté, sans lequel la salubrité n'en saurait être assurée.

II. Les maisons devront être pourvues de tuyaux et cuvettes en nombre suffisant pour l'écoulement et la conduite des eaux ménagères. Ces tuyaux et cuvettes devront être constamment en bon état ; être lavés et nettoyés assez fréquemment pour ne jamais donner d'odeur.

III. Les eaux ménagères devront avoir un écoulement constant et facile jusqu'à la voie publique, de manière qu'elles ne puissent séjourner ni dans les cours, ni dans les allées ; les gargouilles, caniveaux, ruisseaux destinés à l'écoulement de ces eaux devront être lavés plusieurs fois par jour et entretenus avec soin. Dans le cas où la disposition du terrain ne permettrait pas de donner un écoulement aux eaux sur la rue ou dans un égout, elles devront être reçues dans des puisards, pour la construction desquels on se conformera aux dispositions de l'ordonnance de police du 20 juillet 1838.

IV. Les loges de portiers devront être convenablement ventilées.

V. Les cabinets d'aisance devront être disposés et ventilés de manière à ne pas donner d'odeur. Le sol devra être imperméable, et tenu dans un état constant de propreté. Les tuyaux de chute devront être maintenus en bon état, et ne donner lieu à aucune fuite.

VI. Il est défendu de jeter ou de déposer dans les cours, allées et passages, aucune matière pouvant entretenir l'humidité ou donner de la mauvaise odeur.

Partout où les fumiers ne pourront être conservés dans des trous couverts, ou sur des points où ils ne compromettraient pas la salubrité, l'enlèvement en devra être opéré chaque jour avec les précautions prescrites par les règlements.

Le sol des écuries devra être rendu imperméable dans la partie qui reçoit les urines ; les écuries devront être tenues avec la plus grande propreté ; les ruisseaux destinés à l'écoulement des urines devront être lavés plusieurs fois par jour.

VII. Dans les maisons *louées en garni*, le nombre de lits placés dans les chambres à coucher sera réglé proportionnellement au cube de ces chambres, et de telle sorte qu'il y ait au moins quatorze mètres cubes par personne. Les chambres devront en outre être convenablement ventilées.

VIII. Les locaux qui ne recevraient pas directement l'air de la rue où d'une cour suffisamment étendue ; ceux dont l'humidité ne pourrait être détruite par une aération convenable, ne pourront être loués en garni pour le coucher.

IX. Indépendamment des dispositions prescrites par les articles qui précèdent, il sera pris à l'égard des habitants, et sur l'avis du Conseil de salubrité, telles autres mesures spéciales qui seraient jugées nécessaires dans l'intérêt de la salubrité et de la santé publiques.

Il est d'ailleurs expressément recommandé de se conformer à l'instruction du Conseil de salubrité annexée à la présente ordonnance.

X. Les ordonnances de police des 23 octobre 1819 et 5 juin 1834; 3 décembre 1829 et 27 mai 1845, 27 février 1838, 20 juillet 1838, 31 mai 1842 et 5 novembre 1846, concernant les fosses d'aisance, les animaux élevés dans les habitations, les vacheries, les puits et puisards, l'éclairage par le gaz dans l'intérieur des habitations, le balayage et la propreté de la voie publique, et tous autres règlements intéressant la salubrité, continueront de recevoir leur exécution dans celles de leurs dispositions qui ne sont pas contraires à la présente ordonnance.

XI. Les contraventions aux dispositions qui précèdent seront déférées aux tribunaux compétents, sans préjudice des mesures administratives qu'il y aurait lieu de prendre suivant les cas.

XII. Les commissaires de police de Paris, le chef de la police municipale, les officiers de paix, le directeur de la salubrité et les autres préposés de la préfecture de police, sont chargés, chacun en ce qui les concerne, de l'exécution de la présente ordonnance, qui sera imprimée et affichée dans Paris.

Paris, 20 novembre 1848.

Le préfet de police : GERVAIS (DE CAEN).

CONSEIL DE SALUBRITÉ.

—

INSTRUCTIONS CONCERNANT LES MOYENS D'ASSURER LA SALUBRITÉ DES HABITATIONS.

Causes de l'insalubrité des habitations.—La salubrité d'une habitation dépend en grande partie de la pureté de l'air qu'on y respire. Tout ce qui vicie l'air doit donc exercer une influence fâcheuse sur la santé des habitants.

L'air des habitations est principalement vicié par les causes suivantes : le séjour de l'homme et des animaux, la combustion des différentes matières employées au chauffage et à l'éclairage, les fuites de gaz, la stagnation et la décomposition des urines, des eaux ménagères, des immondices de toutes sortes, etc.

Effets de l'air vicié. — Les effets produits par l'altération de l'air des habitations sont toujours graves. Tantôt ils consistent en accidents subits qui, comme *l'asphyxie*, peuvent mettre rapidement la vie en danger ; tantôt ils se manifestent par des maladies aiguës, meurtrières ; tantôt enfin, se développant avec lenteur, et par cela même, excitant moins de défiance, ils ne deviennent apparents qu'après avoir jeté de profondes racines et miné sourdement la constitution. *L'étiolement*, et surtout *les maladies scrofuleuses*, appartiennent à ce dernier ordre d'effets. Enfin, c'est dans les habitations dont l'air est insalubre que naissent et sévissent avec le plus d'intensité certaines épidémies dont les ravages s'étendent ensuite sur des cités entières.

Notons ici que l'insalubrité peut exister aussi bien dans certaines parties des habitations les plus brillantes, que dans les plus humbles demeures, et que, d'un autre côté, les plus humbles demeures peuvent offrir les meilleures conditions de salubrité.

Caractère que doit présenter l'air des habitations. — L'air des habitations doit être exempt de mauvaise odeur, aussi bien que celui des cours et des rues voisines ; il ne faut pas oublier d'ailleurs, que le facile renouvellement de l'air est une condition essentielle de salubrité.

MOYENS D'ASSURER LA SALUBRITÉ DES HABITATIONS. — Ces résultats ne peuvent être obtenus que de la manière suivante :

Balayage. — Il faut balayer fréquemment, non seulement les pièces habitées, mais encore les escaliers, corridors, cours et passages, en ayant soin de gratter les dépôts de terre et immondices qui résistent à l'action du balai.

Lavage du sol. — Les parties carrelées, dallées ou pavées doivent être, en outre, lavées d'autant plus souvent, que l'écoulement des eaux et l'accès de l'air extérieur seront plus faciles ; les planchers et les escaliers en bois doivent être essuyés après le lavage. Le lavage, lorsqu'il entraîne à sa suite un état permanent d'humidité, est plus nuisible qu'avantageux.

Le plus ordinairement l'eau suffit pour ces lavages ; mais, dans les circonstances d'infection et de malpropreté invétérées, il faut ajouter à l'eau environ *un pour cent* de son volume d'eau de javelle (1).

Peinture et lavage des murs. — Quand les chambres d'habitation sont peintes à l'huile, on doit les laver de temps à autre, afin d'enlever la couche de matières organiques qui s'y déposent et s'y accumulent à la longue.

(1) A défaut d'eau de javelle, on peut employer le chlorure de soude (hypochlorite de soude) préparé, soit en faisant passer du chlore dans une solution de soude à 8 ou 9o, soit en mélangeant 1 kilogramme de chlorure de chaux délayé dans 15 litres d'eau avec 1 kilogramme de sel de soude (carbonate de soude) dissous dans 5 litres d'eau : ce mélange liquide déposé donne une solution claire qu'on peut employer comme nous l'avons dit pour l'eau de javelle.

Dans ces circonstances, les chlorures ou hypochlorites alcalins sont préférables au chlorure de chaux, car celui-ci laisse un composé très hygroscopique (chlorure de calcium) qui, à la longue, entretiendrait dans les murs, carrelages, planchers, etc., une humidité permanente contraire à la salubrité.

La peinture à l'huile des façades des maisons, des murs des allées, des cours, des escaliers, des corridors, des paliers et même des chambres, est très favorable à la salubrité. Cette peinture, qui s'oppose à la pénétration des murs par les matières organiques, assure en même temps leur durée; elle permet, en outre, les lavages dont il est parlé dans le paragraphe qui précède.

Grattage. — Dans le cas de peinture à la chaux, il convient d'en opérer tous les ans le grattage, et d'appliquer une nouvelle couche de peinture.

Papiers de tenture. — Pour ce qui est des chambres ornées de papiers de tenture, il est convenable, quand on les répare, d'arracher complétement le papier ancien, de gratter et reboucher les murs avant d'appliquer le papier nouveau.

Chambres à coucher dans les maisons particulières. — Il est important que le nombre de lits placés dans les chambres à coucher soit proportionné à la dimension de ces chambres, de telle sorte qu'il y ait au moins 14 mètres cubes par personne, indépendamment des moyens de ventilation.

Aération. — Les cheminées concourent aussi efficacement que les fenêtres au renouvellement de l'air des habitations. Elles sont même indispensables dans les maisons simples en profondeur et qui n'ont d'ouverture que d'un seul côté. Les chambres où l'on couche devraient toujours en être pourvues, et il faut, pendant la saison chaude, s'abstenir de les boucher, surtout la nuit.

L'ouverture des fenêtres après le lever, les lits étant découverts et pendant le balayage, est une bonne mesure de salubrité.

Produits gazeux de la combustion. — Les combustibles destinés à la cuisson des aliments ou au chauffage doivent être brûlés dans des appareils communiquant librement avec l'air extérieur, tels que cheminées, poëles, fourneaux munis d'une hotte, etc. Cette recommandation est surtout faite en vue des combustibles qui, tels que le *coke* et la *braise*, ne donnant pas de fumée, sont considérés à tort par beaucoup de personnes comme pouvant être impunément brûlés à découvert dans une chambre habitée. Ce préjugé a été la cause de graves accidents souvent suivis de mort ; il en est de même de la pratique toujours dangereuse de fermer complétement la clef d'un poêle ou la trappe intérieure d'une cheminée contenant de la braise enflammée, dans le but de conserver la chaleur dans la pièce. On ne doit pas oublier, en effet, que la braise, pendant tout le temps qu'elle brûle, fournit une grande quantité de gaz asphyxiants.

Eaux ménagères. — Il est très important de ne pas laisser accumuler les eaux ménagères dans l'intérieur des habitations, particulièrement pendant la saison chaude.

Les cuvettes destinées à l'écoulement de ces eaux doivent être garnies de *hausses* ou disposées de telle sorte, que les eaux projetées à l'intérieur ne puissent jaillir au dehors.

Il faut bien se garder de refouler à travers les ouvertures de la grille qui se trouve au fond des cuvettes les fragments solides dont l'accumulation ne tarderait pas à produire l'engorgement des tuyaux.

Quand les tuyaux sont extérieurs, il convient de s'abstenir, pendant les gelées, d'y verser les eaux ménagères ; l'engorgement et quelquefois même la rupture de ces tuyaux pourraient en être la conséquence.

Enfin, lorsque l'orifice de l'un de ces tuyaux aboutit à une pierre d'évier placée dans une chambre ou dans une cuisine, on doit le tenir soigneusement fermé par un tampon ou par un siphon.

Il y a toujours avantage à diriger les eaux pluviales dans les tuyaux de descente de manière à les laver.

Dans tous les cas, lorsqu'ils exhalent une mauvaise odeur, on doit les désinfecter avec de l'eau contenant au moins *un pour cent* d'eau de javelle.

Une des pratiques les plus fâcheuses dans les usages domestiques, c'est celle de vider les urines dans les plombs d'écoulement des eaux ménagères. Il serait à désirer que cette habitude cessât partout où elle existe.

Ruisseaux. — Les ruisseaux des cours et passages qui reçoivent les eaux ménagères et les conduisent à ceux de la rue,

2

doivent être exécutés en pavés, pierres ou fonte, suivant les dispositions locales. Les joints doivent être faits avec soin et les pentes régulières de manière à permettre des lavages faciles et à empêcher toute stagnation d'eau.

Cabinets d'aisances. — La ventilation des cabinets d'aisances est d'une importance majeure. Quand ils sont étroits et mal aérés, l'odeur qui s'en exhale, surtout à certaines époques de l'année, peut donner lieu aux accidents les plus fâcheux. Il est toujours possible de prévenir ces accidents et de ventiler complétement ces cabinets par des ouvertures ou par un tuyau d'évent convenablement disposés.

Lu et adopté dans la séance du conseil de salubrité, du 10 novembre 1848.

Le Vice-Président, GUÉRARD.

Le Secrétaire, DEVERGIE.

Vu et approuvé l'instruction qui précède pour être annexée à l'ordonnance de police concernant la salubrité des habitations.

Le Préfet de Police, GERVAIS (de Caen).

MINISTÈRE DE L'AGRICULTURE ET DU COMMERCE.

—

COMITÉ CONSULTATIF D'HYGIÈNE PUBLIQUE.

—

INSTRUCTION

CONCERNANT LES MESURES GÉNÉRALES A PRENDRE A L'OCCASION

DE L'ÉPIDÉMIE DU CHOLÉRA.

—

1° *Service Médical*.

Dans les villes et villages, et dans tous les centres de population où l'on pourra craindre l'invasion du choléra, il sera utile de créer, sous l'autorité du maire et avec le concours des habitants notables et influents de la localité, des commissions auxquelles on confiera l'exécution des mesures que l'Administration jugera convenable de prendre.

L'organisation de ces commissions devra être préparée longtemps à l'avance, pour qu'elles puissent entrer en fonctions dès qu'on le jugera utile ; l'Administration devra, de son côté, s'assurer les locaux à affecter à l'installation d'hôpitaux temporaires, dans le cas où les hôpitaux ordinaires pourraient devenir insuffisants.

Il y aura à pourvoir ces locaux du matériel nécessaire en literie et autres objets, tels que réchauds, bassinoires, brosses à frictions, flanelle, etc. Il faudra donc que l'Administration se mette en mesure de porter ses secours et son action là où l'insuffisance des ressources locales pourrait faire pressentir qu'ils seront nécessaires.

En ce qui concerne le personnel du service médical et les médicaments, les préfets devront indiquer au ministre le nombre des médecins exerçant dans les diverses communes et arrondissements de leurs départements, en regard de la population à laquelle ils donnent des soins, afin que l'on puisse prévoir quelles sont les localités qui, sous ce rapport, et le cas échéant, pourraient avoir besoin du concours de médecins étrangers.

Si le choléra sévissait avec intensité dans une localité, et que le nombre des médecins ne parût pas suffisant pour assurer le service, les préfets auraient à aviser aux moyens d'en obtenir, soit en faisant un appel à ceux des cantons voisins, soit en s'adressant au ministre lui-même.

Dans l'intérêt des malades, comme pour la facilité du service, il faudra, autant que possible, faire porter les indigents attaqués du choléra soit à l'hôpital, soit dans les établissements temporaires dont nous avons parlé ; les soins y seront mieux administrés, plus efficaces, et l'on évitera surtout l'immense inconvénient de l'encombrement des malades dans des habitations étroites, humides et mal aérées, comme le sont trop souvent celles des habitants peu aisés.

Les indigents qu'on ne pourrait transporter à l'hôpital, ou qui refuseraient d'y entrer, devront être autorisés à prendre gratuitement, chez le pharmacien le plus voisin, les médicaments dont ils pourront avoir besoin : ces médicaments ne seront délivrés que sur l'ordonnance du médecin, portant l'indication de l'état d'indigence du malade. Les frais nécessités par ces fournitures seront réglés conformément aux tarifs en usage dans la localité, pour les sociétés philanthropiques ou les bureaux de bienfaisance ; ils seront acquittés suivant le mode qui sera fixé par l'Administration.

2° *Hygiène.*

Les soins hygiéniques, si utiles dans tous les temps pour la conservation de la santé, deviennent surtout nécessaires à l'époque des épidémies.

Les préfets devront donc insister pour obtenir des communes ou des particuliers l'exécution des mesures d'assainissement réclamées par la salubrité publique, et qui devront avoir pour résultat d'affaiblir l'intensité de l'épidémie, ou de s'opposer à son développement ultérieur.

Au premier rang des mesures à prescrire se place l'assainissement des habitations, surtout pour les populations compactes, agglomérées et sédentaires.

Si les habitants des campagnes, qui occupent des maisons isolées, qui passent la plus grande partie de leur temps dans les champs, peuvent, sans de grands dangers, séjourner dans des conditions qui paraissent peu salubres, il n'en est pas de même des ouvriers réunis dans de grands ateliers, où ils résident pendant la plus grande partie de la journée, ou qui sont logés en commun dans les maisons qui les reçoivent pendant la nuit.

Les salles d'asile, les écoles publiques et tous les lieux de réunion devront particulièrement fixer, sous ce point de vue, l'attention de l'autorité.

Il est impossible de prescrire, quant aux moyens d'exécution, aucune mesure de détail; elles devront être prises sur les lieux par les commissions de salubrité, et dans la limite de l'influence qu'elles pourront exercer, car il ne servirait de rien de faire des prescriptions qui devraient rester sans effet, soit en raison de l'insuffisance des ressources dont on pourrait disposer, soit en raison des habitudes ou des préjugés mêmes des citoyens auxquels elles s'appliqueraient.

Le but qu'on doit se proposer pour arriver à l'assainissement des habitations, tout en laissant, pour chaque cas particulier, les moyens d'exécution à l'appréciation des commissions sanitaires, comme il a été dit plus haut, est de donner aux habitations le plus de lumière possible, d'y faire arriver l'air en quantité suffisante, de le renouveler par une ventilation bien entendue, soit au moyen de cheminées, soit par la possibilité et l'obligation de tenir ouvertes, pendant un certain temps et à des époques convenables, les portes ou les fenêtres qui communiquent avec l'air extérieur (1).

Il ne faut pas oublier, toutefois, que cette ventilation, pour être utile, ne doit point déterminer des courants d'air trop ra-

____

(1) L'on estime que le cube d'une pièce dans laquelle des hommes sont réunis pour passer la nuit ou pour séjourner, doit présenter au moins 14 mètres cubes par homme.

C'est une règle qui est aujourd'hui adoptée au ministère de la guerre

pides, ou produire un refroidissement qui pourrait être préju-
diciable à la santé.

La propreté des habitations et surtout l'absence de l'humidité
sont deux conditions qu'on ne saurait trop recommander ; les
indiquer, c'est implicitement faire connaître les moyens qu'on
doit employer pour en assurer l'existence.

On devra donc veiller au nettoiement non seulement des rues,
mais aussi des cours, des passages, des allées, des cabinets d'aisance ; faire gratter les parties du sol et des murs qui sont
imprégnées de matières organiques en décomposition ; faire
laver, si c'est nécessaire, soit avec l'eau, soit même avec l'eau
chlorurée, les portions les plus infectes des habitations, et faire
blanchir les murs à la chaux, lorsqu'on le jugera convenable.

Il faudra éviter ou éloigner, autant que possible, les dépôts de
fumier et les amas de matières végétales en décomposition ;
donner un écoulement aux eaux stagnantes dans le voisinage des
habitations, et tenir dans un état de propreté convenable les
ruisseaux, les étables et écuries, et, à plus forte raison, éviter
que des hommes et des animaux séjournent simultanément,

pour le casernement des troupes, et dans la plupart des grandes adminis-
trations.

Le Comité d'hygiène publique indique ce chiffre, non comme règle absolue
et invariable, mais il pense qu'il sera bon de le faire connaître aux commissions, à titre de renseignement. Il n'y a aucun inconvénient à donner un
plus grand volume d'air ; mais on devrait considérer comme étant dans
des conditions très défavorables les hommes qui se trouveraient placés dans
un espace moindre, surtout si le renouvellement de l'air ne pouvait pas
s'effectuer fréquemment.

Quinze mètres cubes représentent la capacité intérieure d'un cabinet qui
aurait trois mètres de longueur, deux de largeur, et deux mètres et demi
de hauteur.

Il est bien évident que dans l'évaluation ci-dessus, il est nécessaire de re-
trancher tout l'espace qui pourrait être occupé par le lit ou par les meubles
qui existeraient dans la pièce.

Il est bon de répéter encore que le cube d'air n'a rien d'absolu, que
tout dépend de son renouvellement. Ainsi, une pièce, quelque grande
qu'elle soit, sera insuffisante si l'air ne s'y renouvelle pas, tandis qu'un
très petit cabinet pourra n'être point insalubre s'il est suffisamment ventilé.

comme cela se voit quelquefois, dans des réduits obscurs, humides et resserrés.

À l'égard du régime à suivre et des occupations habituelles, il est important que les populations soient bien convaincues qu'il n'y a aucune profession qui soit de nature à faire naître le choléra, comme il n'y a aucune position sociale qui mette à l'abri de ses atteintes.

Cependant, il est un fait qui ressort de toutes les observations faites jusqu'ici, c'est que l'ivrognerie, l'intempérance, les excès en tout genre paraissent prédisposer à la maladie, et rendre ses attaques plus graves.

Il en est de même des craintes exagérées que l'on pourrait concevoir, des précautions excessives que l'on pourrait prendre : le calme de l'esprit, le courage, la confiance, sont les dispositions morales les plus efficaces à opposer au choléra, comme la tempérance et la régularité dans toutes les habitudes de la vie sont les conditions physiques les plus favorables dans lesquelles on puisse se placer pour affaiblir ou éviter ses attaques.

On ne saurait prescrire aucun régime alimentaire, ni exclure aucune substance de l'alimentation ordinaire ; il n'en est aucune qui doive être proscrite d'une manière absolue.

Le régime qu'on a l'habitude de suivre, et dont on se trouve bien, est toujours bon ; il y aurait inconvénient à le changer en temps d'épidémie, dans l'espoir d'en trouver un meilleur.

C'est aux médecins qui connaissent la manière de vivre habituelle des populations qu'il appartient de leur indiquer les modifications qu'elles pourraient utilement y apporter ; il en est de même en ce qui concerne les boissons, dont l'excès est à craindre bien plus que la qualité.

On ne saurait trop insister, à cette occasion, sur les déplorables effets qui résultent de l'abus des liqueurs spiritueuses, dans les départements du nord de la France en particulier.

À l'égard des vêtements, sans sortir de ses habitudes, il est bon de se vêtir avec un peu plus de précautions qu'on ne le ferait en temps ordinaire : il serait, par conséquent, utile que les commissions sanitaires pussent disposer de quelques objets de vêtements, de ceintures de flanelle et particulièrement de chaus-

sures, telles que sabots, chaussons, qui, sans être très dispen-
dieux, pourraient être d'un très bon effet dans la saison où nous
entrons, pour éloigner les chances de la maladie.

Les distributions de combustibles à ceux qui ne peuvent pas
s'en procurer seraient aussi une mesure très bien entendue.

Le feu, dans l'intérieur des habitations, a non seulement
pour résultat d'y entretenir une température convenable, mais il
y renouvelle l'air, il diminue l'humidité, et concourt ainsi puissamment à leur assainissement.

*3° Conduite à tenir avant l'arrivée du médecin à l'égard
des personnes supposées atteintes du choléra.*

Le choléra n'est point une maladie contagieuse ; elle ne se
transmet point par le contact ; l'on peut, par conséquent, donner
sans crainte aux personnes qui en sont atteintes les soins que leur
état réclame.

Il serait à désirer que cette opinion, qui résulte de l'expérience
acquise pendant l'épidémie de 1832, et de tous les renseignements recueillis dans les diverses parties de l'Europe visitées
par le choléra, fût propagée, en raison de la sécurité qu'elle
donne aux malades, assurés de n'être point délaissés sous l'influence d'une crainte aussi funeste qu'elle serait peu fondée.

Les préfets doivent cependant être prévenus que si l'expérience a prouvé surabondamment que le simple contact ou même
la fréquentation habituelle des cholériques n'est pas capable de
donner le choléra, cependant il est d'observation générale,
en fait d'épidémies, que l'accumulation des malades dans des
locaux étroits, humides, mal aérés, en un mot, dans de mauvaises conditions hygiéniques, peut favoriser beaucoup et l'intensité de la maladie et sa propagation dans les localités adja-
centes.

Les commissions sanitaires, les administrateurs devront s'ef-
forcer, non seulement dans l'intérêt des malades, mais aussi
dans l'intérêt de la santé publique, dont ils sont les gardiens, de
les faire retirer des habitations malsaines dans lesquelles ils pourraient se trouver, et les faire transporter dans des locaux mieux
disposés : les soins qu'y recevront les malades seront plus effi-

caces pour eux-mêmes, et l'on diminuera le danger de voir la maladie s'étendre.

L'expérience prouve que pendant les épidémies de choléra on voit se produire, chez beaucoup de personnes, des dérangements dans les fonctions digestives ; ces dérangements, ordinairement passagers, ne sont pas le choléra, mais ils peuvent y conduire, lorsqu'ils sont négligés : il y a donc le plus grand intérêt à les prévenir ou à les réprimer dès qu'ils apparaissent.

Il est nécessaire d'insister beaucoup sur ces faits, et de ne pas craindre, dans les instructions que pourront donner les commissions ou les autorités locales, d'entrer dans tous les détails que réclament des populations en général peu éclairées et peu soucieuses des intérêts de leur santé.

Toute personne atteinte de douleurs d'estomac, de coliques, de diarrhée, devra, avant toute chose, et lors même que ces symptômes sembleraient n'avoir aucune gravité, porter une grande attention sur la nature de ses aliments, en restreindre beaucoup la quantité, ou même s'en abstenir complétement, suivant l'urgence ; elle devra éviter la fatigue, le froid, l'humidité, se vêtir chaudement, s'entourer le ventre d'une ceinture de flanelle, afin d'éviter, autant que possible, le refroidissement de cette partie du corps, et prendre quelques légères infusions de thé ou de plantes légèrement aromatiques (*sauge*, *mélisse*, *camomille*, *lierre terrestre*).

Dans le cas où l'indisposition ne céderait pas promptement, on ne doit pas craindre de faire appeler le médecin.

Il est très rare que les attaques elles-mêmes du choléra ne soient pas annoncées par quelques symptômes précurseurs ; ces symptômes sont précisément de la nature de ceux dont nous venons de parler ; ils affectent surtout et d'abord l'appareil digestif, c'est-à-dire l'estomac et les intestins : il est d'autant plus facile de se rendre maître de ces premiers symptômes et de la maladie elle-même, qu'on agit plus promptement.

En général, dans cette première période, la maladie ne résiste pas à des soins bien entendus ; la promptitude des secours est ici le premier élément de succès, et comme ces secours peuvent être administrés par toute personne intelligente, il serait à désirer que les commissions sanitaires eussent toujours à la portée des prisons, des salles d'asile, des écoles, des dépôts de mendicité, dans les quartiers pauvres et populeux, une personne, telle qu'une garde-malade, un infirmier, ou même une personne étrangère, par profession, au service des malades, mais intelligente et munie d'une instruction *ad hoc*, qui donnerait les premiers soins, en attendant le médecin.

Si les prescriptions plutôt hygiéniques que médicales indiquées plus haut ne suffisent pas pour arrêter les dérangements observés ; si la diarrhée persiste, si la douleur augmente, et surtout s'il s'y joint des vomissements, des frissons, le refroidissement des extrémités, ou si ces mêmes symptômes se déclarent brusquement sans aucun signe précurseur, comme on l'a remarqué chez quelques personnes, ce qu'il y aurait à faire serait de coucher immédiatement le malade dans un lit chaud, entre des couvertures de laine ; de placer des briques chaudes, des sachets de sable chauds sur le ventre et sur l'estomac ; de faire des frictions sur les membres avec de la flanelle imprégnée de quelques matières excitantes, telles que l'alcool, l'eau-de-vie, l'huile ou l'eau-de-vie camphrées, de faire prendre, à demi-heure d'intervalle, des boissons chaudes, légèrement toniques ou aromatiques, telles que des infusions de thé ou de camomille ; rappeler la chaleur aux extrémités, au moyen de cataplasmes de farine de lin saupoudrée d'un peu de farine de moutarde ; éviter toutes les causes de refroidissement, et donner des quarts de lavement avec l'eau de riz, l'amidon ou la décoction de guimauve, auxquels on ajoutera la décoction d'une tête de pavot : il vaudrait mieux, si le malade ne pouvait pas les garder, en donner un second ou même un troisième, que de donner en une fois un lavement entier, qui serait difficilement supporté.

Lorsqu'aux symptômes précédents se joignent des douleurs de tête, des crampes dans les membres, la persistance ou l'envahissement du froid sur une grande étendue du corps, si la langue devient froide, les yeux caves et cernés, la peau bleuâtre à la face et aux mains, ces indices d'une plus grande gravité dans la maladie ne doivent pas faire négliger l'emploi des moyens que nous avons indiqués ; ils sont une raison, au contraire, pour les appliquer avec plus d'énergie et de persévérance, jusqu'à ce que le médecin, qu'on doit se hâter de faire venir, soit arrivé.

Les personnes qui donnent ces premiers soins ne doivent pas se décourager, lors même qu'ils paraîtraient ne pas amener une grande amélioration dans la position des malades.

Le but qu'on doit se proposer, c'est de réchauffer le malade, de rétablir la circulation et les mouvements du cœur; et ce n'est, ordinairement, qu'au bout d'un temps assez long que ce résultat peut être atteint. Il est donc indispensable de persévérer sans interruption dans l'emploi des moyens indiqués, jusqu'à ce qu'on soit parvenu à produire le retour à la chaleur naturelle, qui est l'indice d'une réaction en général favorable.

C'est dans cette nouvelle période surtout qu'il est indispensable de confier le malade aux soins d'un médecin : les indications à remplir ne pouvant plus être, dès ce moment, appréciées que par un homme de l'art, il deviendrait inutile et même dangereux de donner, pour cette époque de la maladie, des instructions qui ne seraient pas comprises ou qui pourraient être mal appliquées.

Les Membres du Comité consultatif d'hygiène publique :

MAGENDIE, *Président;* BUSSY, LAFON DELADÉBAT, MÊLIER, H. ROYER-COLLARD, VILLERMÉ, AUBERT-ROCHE, *Secrétaire.*

ACADÉMIE NATIONALE DE MÉDECINE.

—

INSTRUCTION POPULAIRE SUR LES PRÉCAUTIONS A PRENDRE CONTRE LE CHOLÉRA, SUR LES PREMIERS SIGNES DE LA MALADIE, ET LES PREMIERS SOINS A DONNER AUX PERSONNES QUI EN SONT ATTEINTES.

1° Précautions à prendre contre le choléra.

Le choléra ne peut plus nous apparaître comme un fléau inconnu dont le nom seul inspirait l'effroi. Ce que nous avons vu en 1832 , d'accord avec ce qui a été observé dans tous les pays qu'il a visités, nous a appris que ses ravages n'égalaient pas toujours ceux de plusieurs maladies épidémiques plus communes et moins redoutées. L'expérience que nous avons acquise par nous-mêmes nous donne la certitude qu'il n'y a aucun danger à approcher des cholériques, à leur donner tous les soins que leur état réclame , et qu'en conséquence, il faut bien se garder de fuir et d'abandonner les malades.

Nous pouvons croire aussi que les travaux d'assainissement qui ont été faits depuis seize ans dans beaucoup de communes de la France, comme à Paris, l'élargissement des rues, la multiplication des bornes-fontaines et des égouts , tous ces grands moyens de salubrité, secondés par un service journalier bien réglé et bien surveillé , rendront dans cette nouvelle apparition du choléra la propagation de la maladie moins facile , et ses atteintes moins graves. Mais, pour assurer à ces mesures d'hygiène publique les résultats qu'on espère , il faut que chaque citoyen les seconde en observant fidèlement les règles d'hygiène privée, qui ne doivent être négligées en aucun temps , mais dont l'observation doit être plus rigoureuse en temps d'épidémie.

Ces règles concernent l'*habitation*, *les vêtements*, *les aliments*, *les occupations*.

1° Le premier soin , le plus important , sans contredit , doit être d'entretenir autour de soi un air pur. L'expérience a montré que ceux qui négligeaient cette précaution, en temps d'épidémie , étaient le plus exposés à en être atteints. En conséquence on évitera , autant que possible, de coucher en trop grand nombre dans la même pièce, et de s'enfermer dans des rideaux. Dès le matin , on renouvellera l'air de la chambre, en ouvrant les fenêtres , en établissant un courant dans lequel toutefois on évitera de se placer. On répétera cette opération dans la journée, plus ou moins souvent, suivant le nombre des personnes qui habitent la pièce. On s'abstiendra d'y faire sécher du linge. On en éloignera soigneusement tout ce qui pourrait y répandre de mauvaises odeurs, ou des émanations humides et malsaines. Les eaux ménagères seront emportées au fur et à mesure qu'elles seront produites ; les plombs qui les reçoivent, les tuyaux qui les conduisent au dehors seront tous les jours lavés à grande eau. Toutes les parties de la maison, les escaliers, les cours, les écuries, les lieux d'aisances, seront entretenus dans une exacte propreté, blanchis à la chaux, s'il en est besoin ; les ruisseaux balayés et lavés chaque jour, afin que des eaux infectes n'y séjournent pas.

2° Le refroidissement ayant été noté comme une circonstance qui a souvent favorisé le développement du choléra, on se couvrira de vêtements chauds, et on ne les quittera pas légèrement, au premier changement de température. Le ventre et les pieds doivent surtout être protégés contre le froid ; et à cette fin on a sagement recommandé l'usage de chaussons et d'une ceinture de laine.

3° La sobriété, si favorable en tout temps à l'entretien de la santé, devient en temps de choléra d'une nécessité rigoureuse. On ne peut s'en écarter sans s'exposer à payer chèrement cet écart. Ceux qui s'en sont fait une heureuse habitude, et qui ont un régime qui les maintient dans un bon état de santé, n'ont rien à y changer ; chacun doit s'abstenir des aliments dont il a reconnu, par son expérience propre, la digestion difficile. Les aliments qui, généralement, ne conviennent pas, sont les viandes très grasses, la charcuterie mal préparée, les pâtisseries lourdes, les crudités, les légumes aqueux pris en trop grande quantité.

Le vin mêlé d'eau, la bière et le cidre, sont, pour les personnes qui en ont l'habitude, des boissons convenables. Ce qu'on doit redouter surtout, ce sont les excès de vin pur, d'eau-de-vie et de toutes les liqueurs fermentées. On se gardera aussi, plus qu'en tout autre temps, de prendre des boissons froides lorsque le corps échauffé par le travail ou par la marche sera en sueur ou en moiteur.

4° *Tous les autres excès* ne sont pas moins à éviter. Chacun doit continuer ses occupations ordinaires, mais d'une manière réglée et sans qu'il en résulte une trop grande fatigue. Les veilles, les travaux de nuit, doivent être évités. Si des travaux accidentels, exigeant une grande dépense de forces corporelles, faisaient sentir le besoin d'un supplément d'alimentation, il vaudrait mieux faire en plus un léger repas que de charger à la fois son estomac d'une grande quantité de nourriture.

2° *Premiers signes du choléra, et premiers soins à donner à ceux qui les présentent.*

Il est d'une extrême importance de se rendre attentif aux premières atteintes du choléra, afin de l'attaquer dès son début. L'expérience acquise en 1832 a appris que les secours étaient d'autant plus efficaces, qu'on les administrait *plus promptement, et plus près du moment de l'invasion.*

Rarement le choléra se déclare d'une manière soudaine ; presque toujours il est annoncé par des signes précurseurs. Les plus constants de ces symptômes avant-coureurs, sont des *borborygmes, ou grouillements d'entrailles*, suivis de dévoiement, presque toujours accompagné de coliques, mais quelquefois tellement exempt de toute douleur, qu'il dure plusieurs jours sans qu'on y fasse attention ou que l'on s'en occupe. *Ce dévoiement est cependant un symptôme essentiel* sur lequel nous ne saurions trop insister. On peut encore noter comme préludes de la maladie un sentiment subit de lassitude et de brisement dans les membres, de la pesanteur de tête, des étourdissements, de la douleur au creux de l'estomac avec oppression, etc.

Ces symptômes ne sont pas inévitablement suivis du choléra ; mais il suffit qu'ils puissent l'être et qu'ils le soient en effet souvent, pour que ceux qui les éprouvent s'empressent d'y remédier.

En cas de dévoiement, on diminuera d'abord beaucoup la quantité d'aliments, on supprimera même toute nourriture, s'il y a dégoût ou défaut d'appétit ; on prendra quelques infusions chaudes de camomille, de mélisse ; quelques demi-tasses d'eau de riz avec addition de gomme arabique ; des quarts de lavement avec de l'eau de riz ou de l'eau blanchie par l'amidon. Ces petits lavements seront répétés plus ou moins souvent, suivant que le dévoiement sera lui-même plus ou moins fréquent. Un bain de jambes chaud avec addition de sel, de savon ou de farine de moutarde; et enfin la chaleur du lit, qui provoque utilement les fonctions de la peau, complètent la série des moyens à employer contre les premiers symptômes.

Si ces signes persistent, et surtout s'ils s'aggravent, le malade sera conduit sans délai dans l'un des hôpitaux les plus voisins, lorsqu'il ne pourra être soigné chez lui. S'il peut être traité à domicile, le médecin sera aussitôt averti, et en l'attendant, des soins assidus continueront d'être donnés au malade.

Les symptômes que l'on peut voir alors se développer plus ou moins rapidement sont les suivants :

Les douleurs d'entrailles deviennent plus aiguës, plus fréquentes ;

Le dévoiement prend un nouveau caractère ; les matières rendues perdent l'odeur des matières fécales et prennent l'aspect de l'eau de riz, mêlée de quelques grumeaux blanchâtres ;

Des vomissements de même nature se déclarent ; la soif augmente ; les urines diminuent, et même se suppriment tout à fait ;

Le malade ressent dans le creux de l'estomac une barre qui l'oppresse, et y détermine souvent un sentiment d'angoisses insupportables.

Des crampes douloureuses se font sentir aux membres inférieurs, et quelquefois aux membres supérieurs ;

En même temps tout le corps se refroidit, à commencer par les extrémités ; la peau prend une couleur violacée.

Si le médecin est trop éloigné et ne vient pas immédiatement, on doit s'appliquer d'abord à réchauffer le malade ; on le couchera dans un lit chaud et bien couvert ; des bouteilles pleines d'eau chaude, ou des sachets remplis de son ou de sable bien chauffés, seront placés près de lui ; on frictionnera les membres avec une flanelle chaude, sèche, ou imbibée d'eau-de-vie simple ou camphrée, en évitant tout refroidissement ; on appliquera des sinapismes sur les membres, sur le ventre, sur la région de l'estomac, en observant de ne pas les laisser plus de quinze ou vingt minutes à la même place. Si on en a la facilité, on mettra, avec précaution, le malade dans un bain chaud, mais d'une température très supportable, et dans lequel on aura délayé un kilogramme de farine de moutarde.

En même temps, on fera prendre toutes les demi-heures et par demi-tasses, des infusions chaudes de mélisse, de menthe, de thé, de café ; et si les boissons étaient vomies, on se contentera de donner de petits morceaux de glace, plus ou moins souvent, suivant le désir du malade ; ou si la glace manque, quelques gorgées d'eau froide.

On combattra les crampes à l'aide de cataplasmes sinapisés, ou par des frictions sur les mollets avec de la glace pilée qu'on enveloppera d'un linge.

Ces soins seront continués sans relâche jusqu'à l'arrivée du médecin, à qui seul il appartiendra de décider s'il y a lieu d'employer des moyens plus actifs. On se gardera surtout d'accueillir sans son conseil quelqu'un de ces prétendus spécifiques qui sont vantés comme ayant produit des guérisons nombreuses, et qui, mis à l'épreuve, tromperaient les intentions de ceux qui les emploieraient, et feraient perdre un temps précieux.

Si quelque remède nouveau, vraiment efficace, venait à être découvert, l'Académie, fidèle à sa mission, s'empresserait de le signaler en lui donnant la publicité désirable.

Adopté en séance de l'Académie, le 20 mars 1849.

Les Membres de la commission :

GUÉNEAU DE MUSSY, *président ;* MARTIN-SOLON, *secrétaire ;* HUSSON, BALLY, ANDRAL, CHOMEL, GAULTIER DE CLAUBRY, GÉRARDIN, BOUILLAUD, CORMAC, ISIDORE BOURDON.